ÉLÉMENTS

DE

MÉDECINE PRATIQUE

HOMOEOPATHIQUE.

PARIS. — IMPRIMERIE SCHNEIDER, RUE D'ERFURTH, 1.

ÉLÉMENTS

DE

MÉDECINE PRATIQUE

HOMOEOPATHIQUE

PAR

J. LAURIE,

DOCTEUR-MÉDECIN, LICENCIÉ DU COLLÉGE ROYAL DE CHIRURGIE D'ÉDIMBOURG, ANCIEN MÉDECIN DU DISPENSAIRE ET DE L'INSTITUT HOMŒOPATHIQUES DE LAMBETH ET DE WESTMINSTER, AUTEUR DE PLUSIEURS OUVRAGES HOMŒOPATHIQUES.

TRADUIT DE L'ANGLAIS

PAR F. LOVE,

Membre de la Société hahnemannienne de Paris.

PARIS

CHEZ J.-B. BAILLIÈRE

LIBRAIRE DE L'ACADÉMIE DE MÉDECINE

RUE HAUTEFEUILLE, 19

A LONDRES, CHEZ H. BAILLIÈRE, 219, REGENT-STREET

1850

PRÉFACE ET INTRODUCTION.

Une partie considérable des matières de cet ouvrage a déjà paru sous le titre de : *Médecine domestique homœopathique*, travail fait en quelque sorte pour servir de manuel pratique aux étudiants. Mais, par suite de l'attention croissante que les médecins donnent à l'homœopathie, l'auteur a eu l'idée de présenter le résultat de ses travaux sous une forme qui puisse convenir aux hommes de l'art. En conséquence il a conservé, après les avoir toutefois disposées d'une manière plus convenable, les parties du premier ouvrage, lesquelles devaient naturellement rester dans celui-ci; il y a ajouté beaucoup d'articles qui n'avaient pu trouver leur place dans un simple traité de médecine domestique. L'auteur espère que, malgré les nombreuses imperfections de son travail, on accueillera avec bienveillance les efforts qu'il a faits pour offrir au public médical un traité élémentaire de médecine pratique fondé sur le principe homœopathique, et il fait les vœux les plus ardents pour que son ouvrage fasse au moins naître le désir de recherches plus étendues, et pour qu'il serve ainsi de point de départ à des ouvrages complets.

Pour composer son livre, l'auteur a consulté, avec fruit, les ouvrages de Hahnemann, Jahr, Hartmann, Bœnnighausen, Trinks, Héring, Hamilton, etc., et enfin les différents écrits périodiques qui paraissent en Allemagne, en France, en Angleterre et en Amérique; écrits que l'auteur recommande particulièrement à ceux qui voudraient suivre pas à pas les progrès de la science homœopathique.

On trouvera, dans son ouvrage, certaines maladies qui, d'ordinaire, n'entrent pas dans les écrits de médecine pratique. En déviant ainsi du sentier battu, l'auteur a été conduit par la conviction, que la ligne de démarcation que l'on a essayé de tracer entre les maladies qui sont considérées comme du ressort du chirurgien et celles qui ont été assignées à la sphère du médecin, est par trop artificielle pour admettre qu'on puisse la suivre avec rigueur au point de vue pratique. Tout palpable que cela doive paraître au praticien allopathe, cela est encore plus clair aux yeux de l'homœopathe expérimenté, qui a eu de fréquentes occasions de constater la guérison de certaines variétés d'affections par l'emploi de médicaments homœopathiques, affections qu'il avait appris à ne regarder comme curables que par le bistouri.

Les principaux points qui vont maintenant faire l'objet de notre étude sont : *Le régime, le choix du médicament, les puissances généralement usitées, et la dose.*

RÉGIME (1).

Le régime homœopathique consiste simplement à éviter, pendant le traitement, les substances d'une digestion difficile

(1) Avant d'aller plus loin, il est bon de faire remarquer que l'auteur de ce livre est Anglais, et que, par conséquent, il a traité l'article Régime au point de vue des mœurs et du climat de l'Angleterre; on ne sera donc pas étonné de le voir quelquefois en contradiction avec les auteurs français. — Note du trad.

ou jouissant de propriétés médicamenteuses, car elles ont l'inconvénient d'exercer une fâcheuse influence sur l'action du médicament prescrit et sur les fonctions du système alimentaire. Ainsi donc, parmi les liquides, on proscrira généralement, et surtout dans les différentes formes de dyspepsie, dans les affections du foie, dans la goutte et les dérangements de la vessie : le thé vert ou le thé noir fort, le café, le vin (1), les spiritueux et tous les stimulants, la limonade ou autres boissons acides ou alcalines, les eaux minérales naturelles ou artificielles; mais l'on permettra le cacao, le chocolat sans arome, l'eau panée, l'eau de riz, d'orge ou de gruau adoucie avec un peu de sucre, ou, si on le préfère, avec du sirop de framboise ou de fraise ; au nombre des boissons permises, on peut encore ranger le lait coupé, le lait pur s'il n'est pas récemment tiré de la vache (2), le lait bouilli ou quelquefois le lait de beurre; bref, toutes les boissons n'ayant aucune action médicamenteuse (3).

Parmi les viandes on fera bien de défendre, surtout lorsqu'il y aura quelque dérangement dans les fonctions digestives : le lard, les viandes jeunes, telles que le veau, l'agneau, etc., et, parmi les volailles, on défendra le canard, l'oie; mais on pourra, sans aucune restriction, permettre le bœuf,

(1) Toutes les fois que *nux vom.* est prescrit, l'usage du vin doit être interdit d'une manière absolue; celui du café doit l'être également lorsqu'on doit prendre *pulsat.*, *ignatia.*

(2) En défendant le lait récemment tiré, l'auteur semble faire croire qu'en cet état le lait possède des propriétés médicamenteuses, propriétés peut-être dues aux plantes plus ou moins aromatiques qui entrent dans la nourriture des vaches, et qui disparaîtraient par l'ébullition du lait. Il est prouvé, du reste, que certaines personnes ne peuvent supporter le lait frais, à cause de l'arome qu'il dégage. Quoi qu'il en soit, l'auteur aurait dû dire la raison de cette défense. — N. du trad.

(3) Les idiosyncrasies chez quelques individus, eu égard au régime, sont remarquables; ainsi, par exemple, quelques-uns ne pourront supporter la plus petite quantité de lait, et d'autres vomiront après avoir mangé du poisson; d'autres, enfin, auront des soulèvements de cœur à l'aspect de la viande. Il importe non-seulement d'avoir égard à ces particularités dans la prescription du régime à suivre, mais encore de les faire entrer en ligne de compte dans le choix des médicaments.

le mouton, la venaison, toute espèce de gibier, pourvu qu'il ne soit pas trop faisandé; les pigeons, les mauviettes, le lapin. On recommandera de n'user qu'avec modération du jambon et des langues fumées (1).

Le poisson est un bon aliment pour les personnes soumises à la diète, et l'on peut, dans la plupart des cas, le leur permettre sans restriction; il faut pourtant en excepter les poissons huileux, tels que les anguilles, le saumon, etc., et les coquillages, comme les huîtres, le homard, etc.

Les œufs crus ou légèrement cuits, le beurre, s'il n'est pas rance ni désagréable au goût, la crème, le flan, le fromage au lait sont permis.

D'après ce qui précède, il est presque superflu de dire que les potages épicés, les ragoûts doivent être interdits d'une manière absolue; les seules soupes permises sont: le bouillon de bœuf, de veau ou de poulet, que l'on peut épaissir avec le riz, le macaroni ou le sagou, sans autre assaisonnement qu'un peu de sel.

Parmi les végétaux, il faut prohiber ceux d'une digestion difficile, d'une nature âcre, aromatique, médicinale, ou auxquels on aurait conservé la couleur verte par l'emploi du cuivre. Ainsi, à l'un ou l'autre de ces titres, on défendra les oignons, l'ail, l'échalotte, les asperges, les radis, la grosse rave, le céleri, le persil, la menthe, la sauge, les champignons, les tomates, les betteraves, les artichauts, les panais, etc.; mais tous les autres légumes, comme les pommes de terre, les haricots verts, les pois verts, les fèves, les choux-fleurs, les épinards, les choux marins, etc., qui n'ont aucune des propriétés mentionnées ci-dessus, peuvent être pris par tout individu soumis au régime homœopathique, avec la précaution toutefois de ne pas lui donner, même parmi les

(1) Dans certaines formes de dyspepsie, on doit proscrire l'usage de la viande pendant quelque temps, ou ne le permettre que tous les deux ou trois jours; on trouvera encore quelquefois de l'avantage à suivre cette règle, lorsque le malade sera sous l'influence de certains médicaments, comme *calcarea*, *silicea*.

choses permises en général dans le règne animal ou végétal, celles pour lesquelles il éprouverait quelque répugnance ou qui paraîtraient ne pas convenir à ses habitudes.

L'écorce d'orange ou de citron, les feuilles de laurier, les amandes amères, les feuilles ou les noyaux de pêche, la fenouille, l'anisette, la marjolaine ne conviennent en aucune façon. Les acides et les condiments ordinaires, comme le poivre, la moutarde, les conserves et les salades peuvent être pris en petites quantités ; mais il vaut encore mieux les défendre tout à fait surtout aux dyspepsiques. Il n'y a pas d'inconvénient à user de sel et de sucre, pourvu qu'on le fasse modérément. Il va sans dire que l'on doit défendre les fruits verts ou acides, et même recommander de n'user qu'avec modération des fruits mûrs peu ou pas acides et préparés par la cuisson, tels que les pêches, les framboises, les cerises douces, les raisins, les fruits secs ou en conserves comme les figues, les prunes, les pommes, les poires ; cette prescription s'applique particulièrement aux individus dont la digestion est difficile. Quant à ceux qui sont sujets aux coliques ou à la diarrhée, l'abstention doit être absolue; les fruits froids comme les melons, les végétaux froids comme les concombres, doivent être prohibés aussi bien que les noix de toute espèce.

Les pâtes légères et les biscuits rassis ne renfermant ni soude ni potasse, ainsi que les gâteaux composés de fleur de farine, avec des œufs, du sucre et un peu de bon beurre, les puddings légers faits au pain, au riz, au sagou ou à la semoule, sans vin, épices ou sauces relevées, peuvent être pris sans inconvénient ; mais il n'en est pas de même du miel, des dragées coloriées et de la pâtisserie.

La régularité dans les heures de repas est de toute nécessité. Il faut éviter avec le même soin une trop longue abstinence ou des repas trop copieux (1).

(1) Presque toujours, lorsqu'on est forcé d'apporter de grands changements dans le régime d'un malade, il convient de le faire par degrés et avec précaution. Cette observation est surtout applicable aux individus que l'on

Pendant la durée des fièvres et des maladies inflammatoires, le malade doit suivre une diète sévère et ne prendre que du gruau, de l'eau d'orge, etc.; dans les premiers temps de sa convalescence, sa nourriture ne doit se composer que de choses légères, de bouillons faibles de bœuf, de mouton ou de poulet. La nature, d'ailleurs, est notre meilleur guide, et quand elle ôte l'appétit elle nous avertit, par là, qu'il convient de laisser en repos les organes digestifs (1).

Il est bon d'éviter, pour la toilette, l'usage de substances médicinales aromatiques, qui ont pour effet de détruire l'action des médicaments; telles sont les pommades pour les lèvres, les dentifrices camphrés ou autres, les cosmétiques, etc.

CHOIX DES REMÈDES, LEUR PUISSANCE, LEUR DOSE ET LEUR RÉPÉTITION.

Dans la pratique homœopathique, il y a trois points qui demandent une attention toute particulière. Le premier, et le

veut priver des stimulants de toute espèce, et qui sont habitués depuis longtemps à en faire un usage journalier.

(1) Bien que le docteur Laurie, et avec lui presque tous les auteurs, aient insisté d'une manière toute particulière sur la valeur des moyens diététiques, il est arrivé que, depuis quelques années, des homœopathes se sont relâchés de la rigueur qu'ils mettaient dans les prescriptions du régime, plusieurs même sont allés plus loin en n'en prescrivant aucun et laissant les malades se gouverner, pour ainsi dire, à leur guise; néanmoins ils prétendent opérer des guérisons, et sans aucun doute ils peuvent quelquefois en opérer; mais il leur arrive souvent aussi de ne procurer aucune amélioration au malade. Il est permis de croire que le manque de régime, que l'inobservance des règles de l'hygiène doivent entrer pour beaucoup dans ces insuccès. L'homœopathe ne doit pas oublier que par l'observation stricte des lois de l'hygiène, que par l'éloignement absolu de toutes les influences qui pourraient nuire à l'action médicamenteuse, il rend l'organisme plus apte à saisir dans toute son étendue l'impression du médicament, et la guérison devient par conséquent plus facile, plus sûre et plus prompte; il ne faut donc pas se laisser aller à l'enthousiasme parce que par hasard, et en dehors de tout régime, on aura obtenu quelques guérisons. Règle générale, le régime est chose essentielle, comme l'atteste l'expérience de la majorité des homœopathes. — N. du trad.

plus important, est le choix du médicament convenable; le deuxième, la dilution qu'il faut employer; et le troisième, enfin, la dose et le nombre de fois qu'il convient de la répéter.

CHOIX DU MÉDICAMENT.

Pour arriver à un choix qui cadre parfaitement avec la loi *similia similibus*, Hahnemann recommande de confier au papier tous les détails de la maladie, et d'en former ainsi un tableau complet et correct. D'abord, on prendra note de toutes les circonstances qui, d'une manière générale, appartiennent au cas qui se présente, comme son historique, l'état de santé antérieur du malade, la prédisposition héréditaire, la cause présumée de la maladie, le traitement déjà suivi, l'âge du patient, son tempérament, son extérieur, sa manière de vivre, ses occupations, ses dispositions, le plus ou moins de changement apporté par la maladie dans sa manière d'être normale.

Ensuite viendront les détails qui appartiennent en particulier à la maladie elle-même : on s'attachera non-seulement à ceux de la nature la plus importante, de premier ordre; mais on recueillera encore avec soin tous ceux qui ne paraîtraient que purement sympathiques, secondaires; car ces derniers, outre qu'ils aident fréquemment à caractériser la maladie, conduisent au choix du remède spécifique particulier, dans la classe de ceux qui appartiennent au cas d'une manière plus générale.

Cette partie de l'examen du malade devra, en général, commencer par la tête extérieurement et intérieurement; de là on passera aux sens : la vue, l'ouïe, l'odorat et le toucher; puis à la bouche, la langue, la gorge et les organes digestifs, aux organes génito-urinaires, aux organes thoraciques; on examinera ensuite le dos, les extrémités supérieures et inférieures, la peau, son apparence, sa température et sa sécrétion; on s'assurera si elle est ou si elle a été le siége de quelque éruption; l'état du pouls, le sommeil, les songes, les symptômes moraux devront aussi arrêter l'attention du médecin.

Le caractère et le siége des symptômes sont également d'une grande importance. Ainsi il nous sert peu de savoir seulement que le malade éprouve quelque part une forte douleur, il doit nous en indiquer la nature aussi exactement que possible; nous dire, par exemple, si elle lui produit l'effet d'être rongeante, palpitante, brûlante, lancinante, piquante, coupante, déchirante, perçante, etc.; si elle est augmentée par le mouvement ou le repos (c'est-à-dire lorsqu'on marche ou lorsqu'on est couché, lorsqu'on est debout ou assis); si elle est plus forte la nuit que le jour, dans la maison qu'au dehors, par la chaleur ou le froid, la sécheresse ou l'humidité; après le manger ou le boire, ou à jeun, après l'ingestion de certains aliments; si elle est continue ou intermittente; enfin si elle éprouve quelque aggravation à la suite du travail de tête, des émotions, etc.

Lorsqu'il s'agit des femmes, il faut en outre s'arrêter aux particularités suivantes : la grossesse, le travail, la lactation, la fausse couche, la stérilité et l'état des menstrues; il importe de savoir si ces dernières sont régulières, c'est-à-dire si elles reviennent à des intervalles périodiques trop longs ou trop courts; si l'écoulement se fait sans interruption ou par intervalles, et s'il est abondant ou non; sa couleur, s'il est accompagné de douleurs; il faut aussi s'enquérir de l'état du corps et de l'esprit avant, pendant et après les règles. Si la malade est affectée de leucorrhée, il faut s'assurer de sa nature, de sa quantité, des époques auxquelles elle se présente. La connaissance exacte de la nature de la cause de la maladie rend beaucoup plus facile le choix du remède convenable. Il ne faut donc jamais, quand on le peut, négliger de la rechercher.

PUISSANCE, DILUTION DU MÉDICAMENT.

En commençant l'exposition de ce second point, nous devons tout d'abord faire observer que l'on n'est pas encore définitivement d'accord sur les conditions, les circonstances dans lesquelles on doit préférer les basses dilutions (c'est-à-dire les 1re, 2e, 3e et 6e dilutions), les hautes (c'est-à-dire les 18e, 24 et 30e dilutions) ou enfin les puissances les plus élevées, mises récemment en usage et variant de la 100e à la 200e dilutions. Cependant on peut dire que la majorité, parmi les homœopathes modernes, a donné jusqu'ici la préférence aux 3e et 6e dilutions, dans les maladies aiguës; aux 18-24e et 30e, dans les maladies chroniques. Le principal dans tous les cas, comme nous l'avons déjà dit, c'est le choix du médicament convenable. Cependant, comme nous sommes aussi d'avis qu'il faut attacher quelque importance à la dilution dans le traitement des formes si nombreuses et si variées de la maladie qu'a dû observer tout médecin appelé à donner des soins à une nombreuse clientèle, nous pensons devoir hasarder les observations qui suivent, en déclarant d'avance que le succès dépend beaucoup de l'intelligence, du discernement du praticien, et qu'il nous est impossible de poser des règles générales sans exception.

Les principaux points sur lesquels l'attention doit être appelée, sont : le degré d'influence du médicament sur le malade, les modifications que cette influence subit par l'âge, le sexe, le tempérament, les habitudes et la maladie elle-même, et enfin la nature du médicament employé.

Quant au degré d'influence exercé par le médicament sur le malade, nous pouvons établir quatre classes :

Première classe. — A cette classe appartiennent, en général, les individus d'un tempérament leuco-phlegmatique; ils sont comparativement insensibles à l'action du médicament, surtout lorsqu'il est à une dilution élevée. On ne remarque chez eux ni action marquée du médicament, ni réaction : il convient de leur appliquer les basses dilutions, avec répétitions fréquentes; des cas pareils se rencontrent dans la pratique de l'allopathie; on remarque aussi dans une épidémie des personnes parfaitement à l'abri de l'influence contagieuse. A la règle qui prescrit l'application des basses dilutions dans ces cas, il y a des exceptions. Il nous est arrivé, après une étude approfondie de l'individu et le choix d'un médicament approprié à son tempérament, de trouver que le médicament employé à une très-haute dilution produisait une action et une réaction marquées, tandis que la même substance, administrée précédemment à une basse dilution, n'avait produit aucun effet appréciable.

Deuxième classe. — Une sensibilité marquée à l'action médicinale, sans que la réaction y soit proportionnée, caractérise les individus qui appartiennent à cette classe. Ils sont généralement d'un tempérament très-nerveux, très-difficiles à traiter, et exigent une étude toute particulière : en général, les hautes dilutions trouvent ici leur application.

Troisième classe. — L'action du médicament est très-faible ou nulle en apparence, mais la réaction est marquée ; dans de pareils cas, il faut que d'autres indications nous guident dans le choix de la dilution ; il faut veiller avec soin l'effet produit et éviter une répétition trop fréquente.

Quatrième classe. — Le médicament produit une action et une réaction marquées ; il faut encore, ici, que nous soyons guidés par d'autres circonstances, pour nous arrêter à une puissance qui produise le plus d'effet possible sans accroître les souffrances du malade.

On rencontre généralement une sensibilité particulière aux médicaments, à quelque dilution que ce soit, chez les individus habitant la campagne, doués d'une constitution robuste, d'habitudes simples, d'une vie régulière et qui ne sont sujets à aucune dyscrasie particulière. Dans les villes, et principalement dans celles où la population est nombreuse et agglomérée, la sensibilité est grande, mais la réaction est moins apparente. Cependant, comme tout cela dépend beaucoup des habitudes, de la profession de l'individu, il est impossible d'asseoir aucune règle fixe.

Age. — Chez l'enfant au maillot ou en bas âge, l'influence du médicament est grande, l'action est marquée, la réaction rapide ; en conséquence, les hautes dilutions conviennent sans exiger une fréquente répétition ; cependant, dans les maladies aiguës des organes les plus importants, l'on peut employer les plus basses dilutions, principalement de quelques-unes des substances les moins énergiques, comme *sam-*

bucus, *ferrum*, *ipecacuanha*, *chamomilla*, etc., et, à la dose maximum d'un globule. On trouvera dans ce traité, à l'article des *Maladies de l'enfance*, de nouveaux développements sur ce sujet.

Sexe. — Pour la sensibilité, les femmes se rapprochent beaucoup plus de l'enfant que de l'homme. Il convient donc de leur appliquer les hautes et moyennes dilutions. Cependant il y a de nombreuses exceptions à cette règle, principalement chez les femmes qui se livrent à de rudes travaux.

Tempérament. — Dans le *tempérament sanguin* l'on rencontre une action et une réaction promptes à toutes les puissances; dans le *tempérament nerveux* une grande sensibité sans une réaction équivalente : il convient ici d'employer les hautes dilutions; le *tempérament bilieux* présente généralement peu de sensibilité; mais la réaction, lorsqu'elle se produit, est puissante et prolongée, de là la nécessité d'employer les basses dilutions à de longs intervalles; le *tempérament lymphatique* étant le moins susceptible de tous, les médicaments peuvent être employés aux basses dilutions et répétés jusqu'à ce qu'un certain effet soit produit.

Comme les divers tempéraments se rencontrent souvent mélangés, on comprendra que les règles que nous venons de poser doivent être modifiées suivant les cas.

Il est inutile de faire observer que les remarques qui précèdent s'appliquent principalement aux maladies chroniques ou sub-aiguës.

Maladies. — Dans les maladies aiguës graves, nous avons l'habitude de nous servir de basses dilutions, et en teintures, car nous les avons trouvées, dans ces affections, d'un effet plus sûr que les 12e, 18e ou 30e. Comme nous l'avons déjà dit, on peut s'écarter de cette règle chez les enfants.

Dans les cas ordinaires, le mieux est de choisir le médicament dans l'échelle de la 5e à la 12e puissance; cette règle doit être naturellement modifiée, suivant la maladie, l'individu malade, et même suivant le médicament employé. Le siége, le caractère et la cause occasionnelle de la maladie sont généralement d'une grande importance dans le choix de la puissance du médicament, et dans son mode d'administration. Ainsi, dans l'inflammation du cerveau ou dans l'érésipèle de la tête, avec participation des méninges et le délire, il n'est pas nécessaire d'employer *belladona* à une aussi basse puissance (2-3 *a b*) que l'exigerait l'érésipèle des extrémités. *Dulcamara* est plus efficace à une basse puissance qu'à une haute, dans les affections catarrhales ou dans quelqu'autre maladie provenant de l'exposition au froid, *Aconitum* convient mieux à une basse atténuation, quand il est donné pour apaiser la violence de la fièvre qui accompagne les inflammations, que quand il est prescrit comme remède spécifique de l'inflammation elle-même. Bref, il vaut mieux employer les basses dilutions dans les inflammations qui présentent un caractère adynamique, et laisser les hautes aux maladies inflammatoires caractérisées par une surexcitation du système artériel. Il est incontestable cependant qu'on peut souvent, sans désavantage, dévier des règles ci-dessus posées.

LA NATURE DU MÉDICAMENT.

Les substances qui, dans leur état brut, possèdent peu ou point de propriétés médicamenteuses, mais dont les vertus ont été développées par la trituration et la séparation de leurs molécules, tels que *lycopodium*, *natrum muriaticum*, *calcarea carbonica*, *sepia*, *carbo vegetabilis*, *silicea*, etc., devront généralement être employés aux plus hautes puissances. Dans cette même catégorie, il faudra comprendre d'autres médicaments que l'expérience a démontré jouir d'une grande efficacité, même lorsqu'ils sont employés à de très-fortes doses, tels que : *sulfur*, *lachesis*, *acidum nitricum*, *arsenicum*, etc. Au contraire, ceux dont l'action est courte, mais bien marquée, pourront, dans quelques cas, être donnés à l'état naturel (?); ainsi, par exemple, *moschus*, *valeriana*, *camphora*, mais à excessivement petites doses. D'autres encore ont été trouvés plus utiles à la 1re, 2e ou 3e puissance, comme *tartarus emeticus*, *ferrum*, *ipecacuanha*, *hepar sulfuris*, *stannum*, *rhus toxicodendron*, *opium*, et, dans beaucoup de cas, *cinchona*. Néanmoins, dans des cas particuliers, tous ces médicaments agissent très-bien à de plus hautes dilutions.

LA DOSE ET SA RÉPÉTITION.

Quoiqu'il soit presque impossible de donner une règle générale qui puisse servir dans tous les cas, sur un point surtout qui dépend plus de la perspicacité du médecin et d'une observation rigoureuse des symptômes que de la pratique, les remarques suivantes pourront néanmoins être trouvées de quelque utilité par les commençants, auxquels, comme nous l'avons déjà dit, cet ouvrage est presque exclusivement destiné. De la diversité d'opinion qui existe sur la puissance du médicament, on peut conjecturer que cette même différence existe quant à la manière de prescrire ou d'administrer les remèdes homœopathiques. Ainsi, il y a des médecins qui donnent invariablement une ou plusieurs gouttes ou même des grammes, d'autres s'attachent exclusivement aux globules, tandis qu'il y en a qui donnent des gouttes dans les maladies aiguës, et des globules dans les maladies chroniques et sub-aiguës.

Au nouvel adepte que les anciennes habitudes peuvent très-naturellement pousser à tomber dans l'excès par l'emploi invariable des teintures mères, des basses dilutions, des premières triturations, à fortes doses, et fréquemment répétées, nous dirons : « Essayez toujours de guérir au moyen de la plus petite dose possible, et ne vous imaginez pas que, parce que vous avez produit beaucoup d'effet avec une *petite dose*, vous ferez plus encore en l'*augmentant*; vous ferez plus peut être, mais il peut parfaitement arriver que ce soit aussi bien au détriment du malade que pour son bien-être. » Quant à nous, nous pouvons dire que, dans la plupart des cas, nous avons l'habitude de prescrire des gouttes en la forme que nous avons mentionnée dans certaines parties de l'ouvrage (voyez Pneumonie, Pleurésie) dans le traitement des maladies aiguës; cependant, dans les maladies chroniques et sub-aiguës, généralement, sinon exclusivement, nous n'employons que les globules, variant les prescriptions selon l'âge, le sexe et le tempérament du malade.

Ordinairement, dans le traitement des maladies chroniques, nous ordonnons une couple de globules qui doivent être pris pendant une semaine, chaque soir avant de se coucher, dans une cuillerée à café d'eau froide pure, et alors nous laissons agir le remède pendant quatre ou huit jours, et souvent plus, suivant les cas, avant de répéter le médicament ou d'en choisir un autre. Mais quand le malade est extrêmement sensible à l'action des médicaments, et ordinairement chez les jeunes sujets, nous ne donnons qu'une ou, au plus, deux doses (une le soir et une le matin) consistant en un ou deux globules donnés à sec ou dissous dans une cuillerée à café d'eau ; et nous laissons agir le médicament comme nous venons de l'indiquer plus haut. Dans beaucoup de cas d'une nature chronique, et particulièrement quand on trouve que le malade ressent modérément l'action médicamenteuse, nous administrons le médicament pendant quatre jours consécutifs, et nous attendons ensuite, pendant une période de deux à six jours, que l'amélioration se manifeste.

Comme nous l'avons déjà dit, nous changeons aussi parfois notre mode de prescription, guidés en cela par le sexe et la constitution du malade, le caractère de la maladie et la nature du médicament (Voyez l'article Puissance des médicaments); mais on doit toujours préférer les plus petites doses aux fortes et les globules aux gouttes de teinture, quand on est convaincu qu'on peut le faire sans avoir à redouter une aggravation de la maladie, ou de retarder le retour à la santé par l'insuffisance de la dose ; on doit le préférer, disons-nous, même lorsqu'on n'a pas d'autre motif que de prescrire un médicament sans saveur, avantage qui n'est pas sans quelque importance chez les enfants.

Des maladies légères sont souvent guéries par une seule dose d'un médicament bien choisi ; mais, lorsqu'elles sont graves et situées profondément, elles demandent de fréquentes répétitions.

Dans les maladies aiguës, on doit relever les symptômes avec une scrupuleuse attention, et, quand on est sûr d'avoir choisi le remède convenable, on attend de deux à quatre heures; et si alors il ne s'est manifesté ni aggravation médicamenteuse ni amélioration, mais que la maladie semble gagner du terrain, on répète le médicament. Dans les fortes inflammations, ou dans les maladies aiguës de la forme la plus grave, comme l'esquinancie, le choléra, la pneumonie, la dyssenterie, les fièvres nerveuses, la cystite, etc., dont le danger est imminent, on doit répéter les doses tous les quarts d'heure, les demi-heures, toutes les heures ou chaque trois ou quatre heures.

Si une *aggravation médicamenteuse* (1) a lieu et qu'elle soit suivie d'une *amélioration*, *il faut laisser agir le médicament jusqu'au moment où l'amélioration semble vouloir cesser*, et où la maladie paraît reprendre son cours; s'il se présente de nouveaux symptômes, on doit alors avoir recours au médicament qu'ils indiquent. Cependant, s'il ne se développe aucune *aggravation médicamenteuse*, mais, au contraire, qu'une *amélioration* ait lieu, on peut en toute sûreté attendre la fin de ce mieux avant de rien administrer de nouveau. S'il ne reste plus aucun symptôme du premier médicament choisi, qui n'a apporté qu'un soulagement partiel, on doit avoir recours à un autre qui paraisse couvrir mieux les symptômes, *mais se garder de changer le médicament aussi longtemps que son emploi semble produire un bon effet.*

Toutes les fois qu'une amélioration importante se manifestera dans une maladie quelle qu'elle soit, on reconnaîtra en général qu'il est avantageux de cesser l'emploi du médicament tant que l'amélioration constatée poursuit sa marche, et l'on n'y reviendra que lorsque les plus légers symptômes

(1) Il est bon de faire remarquer qu'en homœopathie on rencontre assez rarement des aggravations médicamenteuses frappantes, on les voit plus souvent dans les maladies chroniques que dans les maladies aiguës, surtout chez des personnes sensibles, et dont l'affection provient et est accompagnée d'une irritation cérébro-spinale. Telle est du moins l'opinion à laquelle l'auteur s'est arrêtée d'après son expérience.

d'activité de l'action morbide apparaîtront de nouveau. Mais lorsqu'en répétant la dose, après une amélioration soudaine, mais de courte durée, produite par la première administration du remède, il survient au contraire une aggravation des mêmes symptômes déjà observés en commençant, il faudra en conclure que l'on n'a pas appliqué le remède convenable, et l'on devra alors en rechercher un autre. Dans le choix de ce nouveau remède, il sera nécessaire de tenir compte des indications qui ont motivé l'emploi du premier médicament.

Lorsqu'une cause incidente, comme un écart de régime, une exposition au froid, etc., est venue apporter quelque trouble dans l'action d'un remède d'ailleurs bien choisi, il faudra combattre les nouveaux symptômes par le médicament approprié, et ne revenir au premier qu'après que ces symptômes intermédiaires auront disparu. Comme la distinction entre l'aggravation médicamenteuse et l'aggravation propre et indépendante de la maladie est un point d'une grande importance, nous allons nous efforcer de donner les caractères qui les différencient.

L'*aggravation médicamenteuse* vient *soudainement* et *sans* amélioration préalable. L'*aggravation* propre de la maladie arrive plus *graduellement*, et fréquemment *après* une amélioration. De plus, dans l'aggravation médicamenteuse, outre l'exacerbation des symptômes existants, on voit quelquefois se produire des symptômes nouveaux, résultant de l'action du médicament. Quand l'aggravation apparaît, si le pouls n'augmente pas en fréquence ni ne diminue, il faut l'attribuer à l'influence médicamenteuse; mais, lorsque le contraire a lieu, cette aggravation est due à une cause morbide, ou, en d'autres termes, aux progrès de la maladie. Si ces observations sont exactes, et nous le pensons ainsi, les jeunes praticiens les trouveront d'un grand secours dans le traitement des maladies aiguës.

Comme entre l'aggravation temporaire des symptômes que l'on peut rencontrer il surgit quelquefois, surtout après une répétition fréquente de remèdes sur un malade susceptible, des symptômes secondaires et pathogénétiques, on ne peut trop insister sur la nécessité de veiller avec le plus grand soin les effets de chaque dose.

En n'apportant pas à ce point important toute l'attention qu'il exige, on peut être conduit, sans s'en douter, à traiter une maladie médicamenteuse que l'on aurait créée soi-même. C'est ce qui n'arrive que trop fréquemment chez les praticiens allopathes qui ignorent les propriétés réelles des substances qu'ils emploient. On devra aussi se garder de tomber dans l'autre extrême en laissant la maladie s'aggraver faute de la combattre assez énergiquement.

Dans les maladies aiguës graves, on peut souvent répéter *le même médicament à la même dose, à des intervalles réguliers, tant que l'on en retire de bons effets ;* mais cette règle a beaucoup d'exceptions, et, à ce propos, nous recommandons de ne pas perdre de vue les instructions que nous avons tracées au commencement de ce chapitre.

Dans les maladies chroniques, le malade perd de sa sensibilité après une longue application du même remède ; dans ce cas, si l'amélioration est stationnaire ou marche lentement, on peut changer la dilution du médicament, ou mieux encore en administrer un autre à des intervalles convenables, pourvu que les propriétés de celui-ci se rapprochent autant que possible de celles du premier médicament employé; on peut revenir ensuite à ce médicament si on le croit utile. Si, d'un autre côté, une amélioration marquée suit chaque répétition du remède, il y a lieu d'augmenter la distance des répétitions. Par ce moyen, l'économie retourne graduellement à la santé sans avoir perdu un instant de sa sensibilité à l'influence du médicament.

Dans certains cas, mais cela est rare, cette susceptibilité augmente ; on doit alors administrer une plus haute puissance du médicament ou une plus basse, selon que celle précédemment employée était respectivement plus basse ou plus haute, pourvu que le remède paraisse toujours approprié, et que les *intervalles* entre les répétitions soient de plus en plus *éloignés*. Ordinairement ces cas se présentent quand le médicament a été fréquemment répété et donné en solution.

REMARQUES.

Pour faire le choix du remède, il n'est pas nécessaire que la maladie présente tous les symptômes qui appartiennent au médicament, cependant il faut avoir soin que celui-ci couvre tous ceux de la maladie. Quand les symptômes sont peu nombreux, non caractéristiques, peu marqués, on doit porter son attention sur les points suivants : Le *moment du jour* où ils se présentent, celui où ils deviennent plus prononcés ; le côté du corps qui est affecté ; la constitution du malade, ses goûts, ses habitudes particulières ; le genre de nourriture qu'il préfère ou celui qui lui répugne, l'envie, le désir ardent ou l'aversion insurmontable pour certains aliments, etc.

Quand on prescrit pour plusieurs jours un médicament en solution, on prend le soin d'ajouter à l'eau qui le contient et qui doit être aussi pure que possible, quelques gouttes d'esprit-de-vin ou d'eau-de-vie pour en empêcher la décomposition.

Les homœopathes ne prescrivent qu'un seul médicament à la fois ; mais, dans quelques cas graves, il peut y avoir grand avantage à alterner l'emploi de deux médicaments, c'est-à-dire quand l'un et l'autre paraissent également bien indiqués, et plus spécialement quand l'un présente des symptômes qui ne se rencontrent pas dans l'autre, et que la réunion des indications des deux est nécessaire pour couvrir les symptômes du cas à traiter ; c'est seulement dans cette occurrence que cette manière de faire est admissible, on ne doit, par conséquent, pas la regarder comme une règle.

Les médicaments doivent être pris tout à fait à jeun, et pendant à peu près une heure il faut s'abstenir de tout violent exercice de corps ou d'esprit. Les remèdes homœopathiques doivent être gardés dans un endroit propre, sec et sombre, éloigné de toute odeur. Toutes les prescriptions qui tiennent de l'ancienne médecine sont prohibées, exemple les saignées, les exutoires, les fomentations médicamenteuses, et tout ce qui contient du camphre. Dans le cas de constipation opiniâtre, on peut recourir à un lavement d'eau froide ou tiède, dans lequel on peut ajouter une cuillerée à bouche d'huile d'olive (1).

(1) M. le docteur J. Laurie termine son Introduction par un long extrait du *Traité de pharmacopée et de posologie homœopathiques* de Jahr. Je renvoie le lecteur à cet ouvrage, qui, du reste, se trouve dans les mains de presque tous les homœopathes français.

Quelques médecins pourraient avoir dans leurs mains l'ouvrage du docteur J. Laurie; ils remarqueront peut-être que dans la traduction il y a des suppressions dans certains entroits, des additions dans d'autres, cela tient simplement à ce que l'auteur a envoyé à M. Love un exemplaire de son ouvrage revu et corrigé de sa main, et tel qu'il paraîtra dans la seconde édition anglaise. — Note du trad.

LISTE DES MÉDICAMENTS

LES MIEUX APPROPRIÉS

AUX DIVERS TEMPÉRAMENTS, CONSTITUTIONS ET CARACTÈRES.

Tempérament lymphatique (caractérisé par la surabondance des humeurs avec développement et réplétion du tissu cellulaire, donnant au corps un volume considérable ; ce tempérament est d'ailleurs remarquable par des formes arrondies, par la mollesse des chairs, les cheveux blonds, l'habitude décolorée, l'œil sans vivacité, sans expression ; chez le lymphatique, la circulation est lente, l'esprit inactif, les passions sont faibles). *Merc.*, *sulph.*, *calc.*, *puls.*, *caps.*, *china*, *ars.*, *acid. nit.*, *bell.*, *hyos.*, *phosph.*, *hell.*, *dulc.*, *sep.*, *ant.*, *lyc.*, *carb. v.*, *arn.*, *dig.*, *con.*, *clem.*, *sil.*, etc.

Tempérament sanguin (indiqué par l'activité prédominante du système circulatoire, avec embonpoint médiocre, peau douce, teint fleuri, yeux bleus, cheveux châtains ou roux plus ou moins prononcés, activité de corps et d'esprit). *Acon.*, *arn.*, *bell.*, *calc.*, *hep.*, *merc.*, *cham.*, *nux v.*, *bry.*, *lach.*, *phosph.*, *acid. nit.*, *ars.*, *cocc.*, etc.

Tempérament bilieux (par ce mot on exprime cette disposition du corps qui se manifeste par la chevelure et les yeux noirs ; la peau d'un brun jaunâtre, peu d'embonpoint, mais beaucoup de fermeté des chairs ; les individus qui ont ce tempérament ont les traits de la figure fortement marqués et expriment une grande énergie de caractère; chez eux les passions sont violentes, le pouls est fort dur et fréquent). *Acon., bry., nux v., cham., cocc., ars., arn., china, sulph., plat.*, etc.

Tempérament mélancolique (modification du tempérament bilieux ; il est caractérisé par une moindre activité des systèmes nerveux et musculaire, cheveux noirs, teint brun, disposition d'esprit grave, méditative, soupçonneuse, sombre, dérangement des fonctions du système nerveux avec paresse des intestins, habitude sèche du corps, pouls dur, serré. A proprement parler, ce tempérament est une modification maladive du tempérament bilieux). *Nux v., lach., sulph., aurum, staph., veratr., china, con., grat., mosch., natr. phosph., stann., viol. odor., acid. nitr., plat., ambra, ars., bry., sil., puls., sep., magn. m.*, etc.

Tempérament nerveux (marqué par des cheveux fins et beaux, par un système musculaire grêle, une peau fine, la pâleur de la face, et souvent une santé faible et délicate, prédominance de tout le système nerveux, promptitude et variabilité des déterminations et des jugements, vivacité des mouvements musculaires). *Acon., coffea, bry., cham., nux vom., sep., plat., lach., acid. nitr., cocc., ambr., ars., china, zinc., cup., ign., phosph.*, etc.

Constitution cachectique. *Ars., sulph., calc., china, merc., acid. nit., phosph. silic., natr. m., carb. v., arn.*, etc.

Constitution débilitée ou épuisée. *Ars., sulph., calc., phosph., phosph. ac., carb. v., nux v., china, lach., merc., natr. m., staph., ac. nitr., sep., veratr. sil., ant. c., kali, arn., can.*, etc.

Constitution sèche. *Bry., nux vom., ac. nitr., ambra, china*, etc.

Constitution pléthorique, replète, leucophlegmatique.

Acon., bell., calc., arn., baryt. c., ant., sulph., puls., hell., merc., sep., etc.

Constitution maigre. *Nux v., sil., lach., ac. nitr., china, ambra, bry.,* etc.

Caractère irritable. *Bry., nux v., cham., cocc., acon., sulph., china,* etc.

Caractère hypocondriaque. *Nux v., sulph., staph., veratr., aurum, china, con., stann., phosph., grat., mosch., puls., asa., bell., cham., magn. m., hell., plumb., mez., val., zinc.,* etc.

Caractère mélancolique. *Acon., ign., natr. m., lach.. ars., nux v., bry., china, sulph., merc., graph., calc., staph., aur., lyc., plat., puls., veratr., sil., sep., ac. nitr. stram., con., chel.,* etc.

Caractère doux (calme, facile). *Puls., ign., ambra, cic., mag. arct., stann., sulph., calad., lyc. silic.,* etc.

Caractère phlegmatique (inactif, apathique, indolent). *Caps., cocc., puls., ac. phosph., sep., anac., ars., hell., bell., scill., silic., sulph., zinc., ac. mur., natr. m., cyc., euph.,* etc.

Caractère sensible. *Ign., cap., phosph.,* etc.

Comme on rencontre fréquemment des formes mixtes de tempéraments, tels que la combinaison du sanguin et du lymphatique, du nerveux et du sanguin, et du nerveux et du bilieux, formant les tempéraments lymphatico-sanguins, les nervo-sanguins et les nervo-bilieux, il faut choisir autant que possible les médicaments qui correspondent aux formes pures dont chaque tempérament est composé ; et lorsqu'un médicament ne peut s'appliquer également aux deux tempéraments constituants, il faut prendre le remède correspondant à celui des deux qui domine.

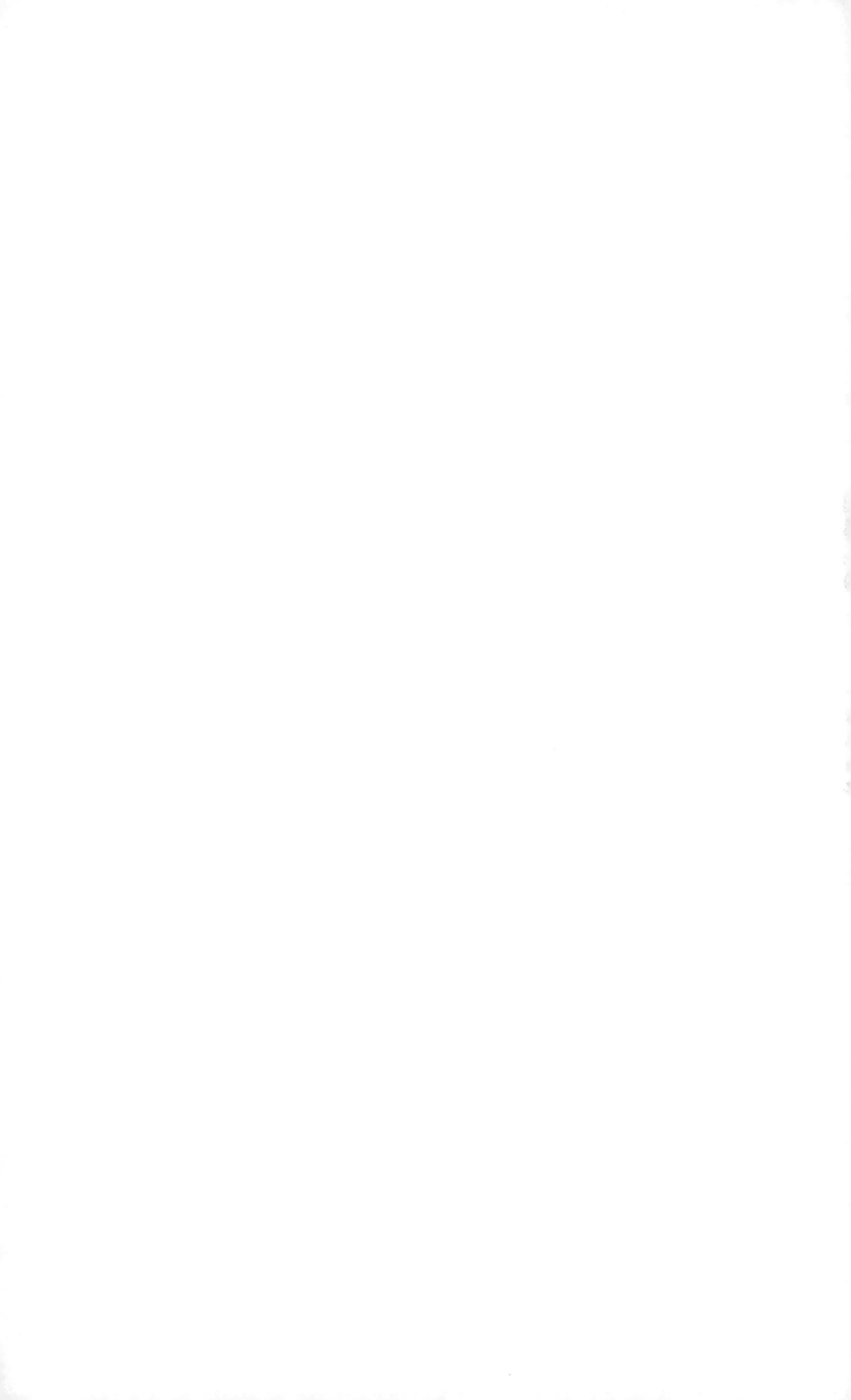

TABLE DES MÉDICAMENTS

CONTENUS DANS CET OUVRAGE

AVEC INDICATION DES ABRÉVIATIONS EMPLOYÉES POUR LES DÉSIGNER.

1. Acon. — Aconitum napellus.
2. Act. — Actæa spicata
3. Æth. — Æthusa cynapium.
4. Agar. — Agaricus muscarius.
5. Agn. — Agnus castus.
6. Al. — Aloës.
7. Alum. — Alumina.
8. Ambr. — Ambra grisea.
9. Am. c. — Ammonium carbonicum.
10. Am. m. — Ammonium muriaticum.
11. Anac. — Anacardium.
12. Anis. — Anisum stellatum.
13. Ang. — Angustura vera.
14. Ant. — Antimonium crudum.
15. Arg. — Argentum.
16. Arn. — Arnica montana.
17. Art. — Artemisia vulgaris.
18. Ars. — Arsenicum album.
19. Arum. — Arum maculatum.
20. Asa. — Asa fœtida.
21. Asar. — Asarum europæum.
22. Aur. — Aurum foliatum.
23. Aur. m. — Aurum muriaticum.
24. Bar. c. — Baryta carbonica.
25. Bar. m. — Baryta muriatica.[1]
26. Bell. — Belladona.
27. Berb. — Berberis vulgaris.
28. Bis. — Bismuthum.
29. Bor. — Borax veneta.
30. Bov. — Bovista.
31. Bry. — Bryonia alba.
32. Bruc — Brucea anti-dysenterica.
33. Cal. — Caladium seguinum.
34. Calc. — Calcarea carbonica.
35. Calc. ph. — Calcarea phosphorata
36. Camph. — Camphora.
37. Cann. — Cannabis.
38. Canths. — Cantharis.
39. Caps. — Capsicum.
40. Carb. an. — Carbo animalis.
41. Carb. v. — Carbo vegetabilis.
42. Casc. — Cascarilla.
43. Cast. — Castoreum.
44. Caus. — Causticum.
45. Cham. — Chamomilla.

46. Chel. — Chelidonium.
47. Cin. — Cina.
48. Cic.— Cicuta virosa.
49. Cinch., chin. — China, cinchona officinalis.
50. Cinn. — Cinnabaris.
51. Cinnam. — Cinnamomum.
52. Cist. — Cistus canadensis.
53. Citr. — Citri acidum.
54. Clem. — Clematis erecta.
55. Coccion. — Coccionella.
56. Cocc. — Cocculus.
57. Coff. — Coffea cruda.
58. Colch. — Colchicum.
59. Coloc. — Colocynthis.
60. Con. — Conium maculatum.
61. Conv. — Convolvulus arvensis.
62. Cop. — Copaivæ balsamum.
63. Coral.— Corallia rubra.
64. Croc. — Crocus sativus.
65. Crot.— Croton tiglium.
66. Cub.— Cubebæ.
67. Cup. — Cuprum.
68. Cyc. — Cyclamen.
69. Daph.— Daphnæ indica.
70. Diad.— Diadema.
71. Dict. — Dictamus albus.
72. Dig. — Digitalis purpurea.
73. Dros. — Drosera rotundifolia.
74. Dulc. — Dulcamara.
75. Eug. — Eugenia jambos.
76. Euph.— Euphorbium officinale.
77. Euphr. — Euphrasia.
78. Evon. — Evonymus europæus.
79. Fer. — Ferrum.
80. Fer. ch. — Ferrum chloratum.
81. Ferr. mg.—Ferrum magneticum
82. Fil. — Filix mas.
83. Frag. — Fragaria vesca.
84. Gran. — Granatum.
85. Graph. — Graphites.
86. Grat. — Gratiola officinalis.
87. Guai. — Guaicum officinale.
88. Hæm. — Hæmatoxilum campechianum.
89. Hell. — Helleborus niger.
90. Hep. — Hepar sulphuris calcareum.
91. Hyos. — Hyosciamus niger.
92. Jalap. — Jalappa.
93. Iatr. — Iatropha curcas.
94. Ign. — Ignatia amara.
95. Ind. — Indigo.
96. Iod. — Iodium.
97. Ipec. — Ipecacuanha.
98. Kal. — Kali carbonicum.
99. Kal ch. — Kali chloroticum.
100. Kal. h. — Kali hydriodicum.
101. Kreos. — Kreosotum.
102. Lach. — Lachesis.
103. Lac. — Lactuca virosa.
104. Lam. — Lamium album.
105. Laur. — Lauro cerasus.
106. Led. — Ledum palustre.
107. Lyc. — Lycopodium clavatum.
108. Magn.— Magnesia carbonica.
109. Magn. m.— Magnesia muriat.
110. Magn. s.— Magnesia sulphur.
111. Mang.— Manganum oxydat.
112. Men.— Menyanthes trifoliata.
113. Meph.— Mephitis putorius.
114. Merc. — Mercurius.
115. Merc. c. — Mercur. subl. corr.
116. Mez. — Mezereum.
117. Mil. — Millefolium.
118. Mosc.— Moschus.
119. Mur. ac. — Muriatis acidum.
120. Natr. — Natrum carbonicum.
121. Natr. m. — Natrum muriaticum.
122. Natr. n. — Natrum nitricum.
123. Natr. s.—Natrum sulphuricum
124. Nic. — Niccolum.
125. Nitr. — Nitrum.
126. Nitr. ac.— Nitri acidum.
127. Nitr. sp.— Nitri spirit. dul.
128. N. mos. — Nux moschata.
129. N. vom. — Nux vomica.
130. Oleand. — Oleander.
131. Ol. an.— Oleum animale æther.
132. Ol. jec. — Oleum jecoris morhuæ.
133. Onis. — Oniscus asellus.

134. Op. — Opium.
135. Pœon. — Pœonia.
136. Par.— Paris quadrifolia.
137. Petr.— Petroleum.
138. Petros. — Petroselinum.
139. Phell. — Phellandrium aquat.
140. Phos. — Phosphorus.
141. Phos. ac.— Phosphori acidum.
142. Pin. — Pinus.
143. Plat. — Platina.
144. Plum. — Plumbum.
145. Prun. — Prunus spinosa.
146. Puls. — Pulsatilla.
147. Ran. — Ranunculus bulbosus.
148. Ran. sc. — Ranunculus sceleratus.
149. Rat. — Ratanhia.
150. Rhab.— Rhabarbarum (rheum palmatum).
151. Rhod. — Rhododendron chrysanthum.
152. Rhus. — Rhus toxicodendron.
153. Rhus v.— Rhus vernix.
154. Rut. g.— Ruta graveolens.
155. Sabad. — Sabadilla.
156. Sabin. — Sabina.
157. Samb. — Sambucus nigra.
158. Sang.— Sanguinarius canadensis.
159. Sap. — Sapo domesticus.
160. Sass.— Sassaparilla.
161 Sec.— Secale cornutum.
162. Selen. — Selenium.
163. Seneg. — Senega.
164. Senn. — Senna.
165. Sep. — Sepiæ succus.
166. Sil. — Silicea.
167. Sol. m. — Solanum mammosum.
168. Sol. n. — Solanum nigrum.
169. Spig.— Spigelia.
170. Spong.— Spongia.
171. Squill. — Squilla (scilla) maritima.
172. Stann. — Stannum.
173. Staph.— Staphysagria.
174. Stram.— Stramonium.
175. Stront.— Strontiana.
176. Sulph.— Sulphur.
177. Sulph. ac.— Sulphuris acidum.
178. Tab.— Tabacum.
179. Tan.— Tanacetum vulgare.
180. Tarax.— Taraxacum.
181. Tart. — Tartarus emeticus.
182. Tart. ac.— Tartari acidum.
183. Tax. — Taxusbaccata.
184. Tereb.— Terebinthina.
185. Teucr.— Teucrium marum verum.
186. The.— Thea cæsarea.
187. Ther. — Theridion curassavicum.
188. Thuy. — Thuya occidentalis.
189. Tong.— Tongo.
190. Urt.— Urtica urens.
191. Uva.— Uva ursi.
192. Valer. —Valeriana.
193. Verat.— Veratrum album.
194. Verb.— Verbascum thapsus.
195. Vinc.— Vinca minor.
196. Viol. od. — Viola odorata.
197. Viol. tr. — Viola tricolor.
198. Zinc. — Zincum.
199. Zinc. s.— Zincum sulphuricum.
200. Zing. — Zingiber.

—

201. Mgs.— Magnes artificialis.
202. M. arc. — Magnetis polus arcticus.
203. M. aus. — Magnetis polus australis.

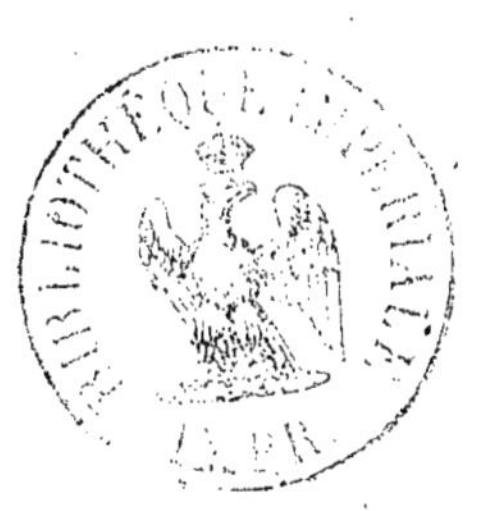

www.ingramcontent.com/pod-product-compliance
Ingram Content Group UK Ltd.
Pitfield, Milton Keynes, MK11 3LW, UK
UKHW020445220726
13923UKWH00005B/2345

9 782019 283018